AF232446

DESCRIPTION

DE LA ROUGEOLE, DE LA SCARLATINE,

ET

DE LEUR TRAITEMENT;

PAR GIRAUDEAU DE SAINT-GERVAIS,

Docteur-Médecin de la Faculté de Paris, ex-interne des Hôpitaux,
ancien Membre de l'École pratique,
Membre de la Société de Géographie, de la Société de Statistique universelle,
de la Société pour l'Instruction élémentaire,
correspondant de la Société Linnéenne de Bordeaux, Membre de la Société
des Sciences physiques et chimiques de France, etc.

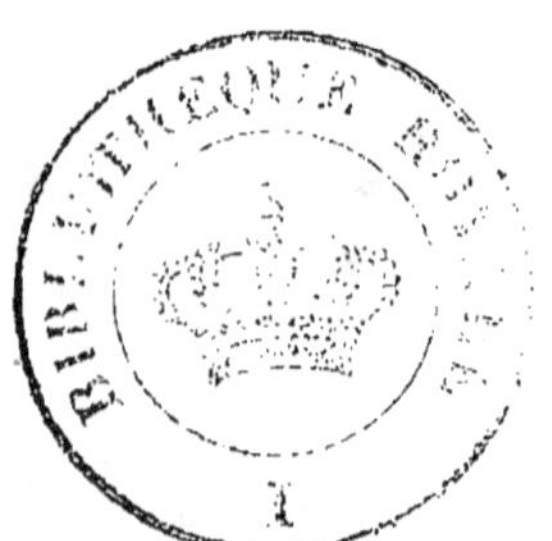

Paris.

GERMER-BAILLIÈRE, LIBRAIRE.

RUE DE L'ÉCOLE-DE-MÉDECINE, 13.

1841.

DE LA ROUGEOLE

ET DE LA SCARLATINE.

EXTRAIT

DU TRAITÉ DES MALADIES DE LA PEAU ;

PAR GIRAUDEAU DE ST.-GERVAIS,

Docteur-Médecin de la Faculté de Paris, ex-interne des Hôpitaux,
ancien membre de l'École pratique,
Membre de la Société de Géographie, de la Société de Statistique universelle,
de la Société pour l'Instruction élémentaire,
Correspondant de la Société Linnéenne de Bordeaux, Membre de la Société
des Sciences physiques et chimiques de France, etc.

ROUGEOLE.

*Rubeola morbilli. — Fièvre morbilleuse. — Septième genre
des dermatoses exanthémateuses d'*ALIBERT.

La rougeole appartient à l'ordre des maladies contagieuses.
Elle est ordinairement précédée par des alternatives de frissons et de chaleur, par des lassitudes, la céphalalgie, des
nausées ou des vomissemens, par l'irritation catarrhale des
fosses nasales, des voies lacrymales, de l'arrière bouche et
des voies aériennes.

Symptômes. — Les phénomènes que je viens d'indiquer
précèdent constamment de plusieurs jours l'éruption de la
rougeole. Leur intensité s'accroît du troisième au quatrième
jour. Le pouls devient plus fort, la chaleur plus vive, le mal
de tête augmente : le larmoiement, l'ophtalmie, l'éternument, l'écoulement séreux du mucus nasal, quelquefois le
saignement du nez, le mal de gorge, l'enrouement, une
toux sèche et opiniâtre, sont les accidens les plus ordinaires

1.

de la rougeole ; ces accidens augmentent progressivement à mesure que l'éruption se développe, et disparaissent avec elle. A cette même époque, c'est à dire du troisième au quatrième jour, la langue, qui était blanche et humide, devient rouge et sèche, les urines sont plus rares et plus colorées ; l'assoupissement, un léger délire, et quelquefois des convulsions se manifestent. De petites taches rouges deviennent bientôt confluentes, et elles précèdent de vingt-quatre heures l'éruption cutanée, recouvrent la luette et le voile du palais. Les taches extérieures s'annoncent, du quatrième au cinquième jour, par de petites taches rouges semblables à des piqûres de puces : légèrement élevées elles se confondent ensuite, prennent une forme semi-lunaire, irrégulière, s'effacent par l'impression du doigt, et laissent entre elles des intervalles où la peau conserve sa couleur naturelle ; les taches paraissent d'abord à la face, ensuite elles se développent successivement au cou, à la poitrine, sur le tronc et sur les extrémités. Elles présentent à la main la sensation d'une surface inégale, et parfois on observe une petite vésicule à leur centre.

Lorsque la rougeole est simple, elle parcourt régulièrement toutes ses périodes en huit à dix jours. L'éruption dont la durée n'est, en général, que de trois à quatre jours, parvient à son développement complet, en trente-six heures, époque où la tuméfaction du visage et des paupières se manifeste toujours, et devient quelquefois considérable.

Vingt-quatre à trente-six heures après l'apparition de la rougeole, terme qui correspond au sixième jour de la maladie, la rougeur des taches s'affaiblit à la figure, tandis qu'elle augmente sur les autres parties. Le jour suivant, la disparition des taches commence et s'opère successivement dans l'ordre où elles se sont développées ; alors une desquammation plus ou moins prononcée, accompagnée d'une démangeaison très vive, se manifeste dès le neuvième ou

dixième jour, il ne reste plus que de légères traces jaunâtres
à la place que les taches avaient occupée.

Une diarrhée légère, une hémorrhagie nasale, des urines
sédimenteuses, surviennent quelquefois à la fin de la rougeole; la convalescence, dans ce cas, est moins longue et
moins pénible.

La marche de la rougeole n'est pas toujours telle que je
viens de l'indiquer. La couleur des taches est très variable.
Leur rougeur est tantôt très vive, tantôt à peine visible.
Dans certains cas, elles ont une teinte violacée livide, comme
l'ont remarqué Willan, MM. Biett et Rayer (*rubeola negra*).
Biett a observé plusieurs fois que les taches de la rougeole
avaient la forme et la couleur du *purpura simplex*, et que,
dans ces cas, elles ne disparaissaient pas sous la pression du
doigt.

La rougeole peut exister sans être précédée ni accompagnée de fièvre, de catarrhe, et d'ophtalmie. (*Rubeola sine
catarrho*. Willan.)

Tous les symptômes de la rougeole, moins l'éruption, se
manifestent quelquefois pendant l'épidémie régnante; ce qui
constitue la fièvre morbilleuse sans éruption, telle que l'ont
observée Dehaen, Gregory, Consbruch et M. Guersent.

La rougeole peut se compliquer avec les maladies qui la
précèdent, ou avec d'autres qu'elle fait naître, ou qui surviennent simultanément, telles que les phlegmasies pulmonaires et gastro-intestinales, les affections du cerveau, le
croup, les éruptions bulleuses, pustuleuses, etc. Cette éruption se termine ordinairement par un retour prompt à la
santé. Lorsqu'elle est simple et que sa marche est régulière,
elle peut néanmoins être suivie d'une convalescence longue
et pénible. On voit apparaître, dans ce cas, des maladies consécutives plus ou moins graves et plus ou moins rebelles,
telles que l'ophtalmie chronique, la pneumonie, la pleurésie,
le catarrhe pulmonaire et la phthisie chez les sujets qui y

sont prédisposés, l'otite, la surdité, l'inflammation chronique des ganglions lymphatiques sous-cutanés, l'hydrothorax, l'ascite, etc.; des éruptions pustuleuses semblables à
celles de l'ecthyma, ou des pustules moins volumineuses,
surviennent pendant la convalescence de la rougeole. Elles
se disséminent sur les pieds, les jambes, les cuisses et le
scrotum. Des éruptions bulleuses se montrent aussi parfois
sur le pavillon de l'oreille, phénomènes qui démontrent que
les exanthèmes fébriles ne sont pas sans connexité avec les
éruptions exanthémateuses, dites spéciales, et qu'il importe
d'étudier les caractères de ces éruptions secondaires, de les
comparer avec celles qui sont primitives et peuvent se développer sans fièvre. La nécessité de ne pas séparer l'étude
des fièvres éruptives, dites phlegmasies cutanées, des autres
maladies dont la peau peut être le siége, est la conséquence
des remarques précédentes.

Causes. — La rougeole, ainsi que la plupart des maladies
contagieuses, est due à un principe morbide dont la nature
est inconnue, et qui détermine cette éruption, soit par l'infection, soit par le contact. De même que la variole, la rougeole n'a lieu qu'une fois dans la vie, excepté quelques cas
fort rares, où certains individus peuvent l'avoir une seconde
fois, comme cela arrive pour la petite vérole.

La rougeole est presque toujours épidémique; elle se déclare en général du dixième au quatorzième jour après l'infection. Elle se manifeste le plus ordinairement à la fin de
l'hiver, ou au commencement du printemps; mais elle peut
aussi régner pendant l'été, ainsi que je l'ai observé. Elle se
développe dans tous les climats, elle affecte tous les âges,
mais particulièrement les enfans après l'époque de leur première dentition. Des enfans à la mamelle peuvent aussi en
être atteints, et chez eux, comme l'a observé M. Baron,
l'angine et les affections cérébrales en sont les accidens les

plus ordinaires. Il peut arriver également que des enfans naissent avec la rougeole, mais cela est fort rare.

Selon quelques médecins, la rougeole peut se transmettre par l'inoculation. Home et Sperenza l'ont pratiquée avec succès, à l'aide de la matière obtenue par l'incision faite avec une lancette, sur les taches de rougeole les plus enflammées, de manière à ce que la pointe de l'instrument fût teinte de sang. Moura et Fooke ont inoculé cette maladie avec la salive et les larmes de sujets affectés de la rougeole. On a observé que cette affection se manifestait ordinairement peu de jours après l'inoculation; cependant tous les médecins n'admettent pas, comme certain, ce mode de transmission. L'inoculation a été faite sans succès, au dispensaire de Philadelphie, en employant le sang, les larmes, le mucus nasal et bronchique, et les lamelles exfoliées de l'épiderme recueillies chez des individus atteints de la rougeole.

Reproduisant ici l'opinion que j'ai émise, dans mon *Traité des maladies syphilitiques*, sur l'inoculation du virus vénérien, je dirai que, dans toutes les maladies susceptibles de se transmettre par l'inoculation, la matière inoculée doit être recueillie, comme pour le vaccin, à une époque déterminée, avant et après laquelle cette même matière n'est plus propre à reproduire une maladie semblable à celle dont elle est le produit. Quant aux succès qu'on assure avoir obtenus de l'inoculation de la rougeole, pour qu'ils fussent incontestables, il aurait fallu pratiquer l'inoculation sur des individus qu'on ne peut pas soupçonner d'être infectés préalablement par la constitution régnante. Je suis porté à croire à la transmission de la rougeole, au moyen de l'inoculation; mais c'est une question définitive qui appartient à l'expérience : et ce point fût-il décidé par l'affirmative, il resterait encore à déterminer, mieux qu'on ne l'a fait, quels sont les avantages qu'on peut retirer de l'inoculation.

Diagnostic. — Le diagnostic de la rougeole est quelquefois difficile, surtout au début de l'éruption : principalement parce que les petites taches par lesquelles elle s'annonce, qui sont un peu élevées et qui se montrent d'abord au front et au visage, ressemblent à celles de la variole ; mais on est bientôt fixé sur la nature de la maladie, par la forme semi-lunaire que prennent les taches de la rougeole ; par l'absence de toute aspérité à mesure qu'elles se développent sur la poitrine et sur les membres, tandis que, dans la variole, l'éruption dépasse le niveau de la peau partout où elle se manifeste.

Pour distinguer la rougeole de la scarlatine on n'a qu'à se rappeler les caractères qui leur sont propres. La fièvre et les accidens qui appartiennent à la rougeole précèdent constamment l'éruption de trois à quatre jours. Les taches ont peu d'étendue, leur forme est semi-lunaire, leur couleur est d'un rouge vif. Dans la scarlatine, la fièvre d'incubation étant d'une moindre durée, l'éruption a lieu promptement. Les taches sont beaucoup plus larges, leur forme est irrégulièrement arrondie, leur couleur est celle de la framboise. La toux et l'expectoration qu'on observe souvent dans la rougeole, n'ont pas lieu dans la scarlatine. La desquammation de l'épiderme s'opère en lamelles plus ou moins étendues dans cette dernière affection ; elle est furfuracée dans la rougeole.

La roséole d'été peut être aisément confondue à son début, surtout avec la rougeole sans catarrhe, dont elle diffère, comme le dit M. Rayer, moins par la forme de l'exanthème que par le larmoiement, la toux, l'altération de la voix, qui sont propres à la rougeole ordinaire.

Pour établir le diagnostic avec plus de précision, on devra, dans tous les cas, avoir égard à la nature de la maladie régnante.

Pronostic. — La rougeole est ordinairement plus bénigne dans les climats et les saisons tempérés que dans les pays chauds et très froids; mais elle peut partout et en tous temps acquérir de la gravité, par suite de la disposition particulière des individus. Lorsque, dans la rougeole bénigne et régulière, les symptômes diminuent d'intensité après l'éruption, la maladie ne présente aucun danger. Les femmes enceintes ou nouvellement accouchées, les personnes affaiblies ou d'une santé délicate, celles surtout affectées d'une irritation préexistante des membranes muqueuses gastro-intestinales, d'une maladie des poumons, ou qui subissent l'impression du froid, sont particulièrement exposées aux accidens dont la rougeole peut se compliquer. Le résultat le plus ordinaire est la disparition métastatique de l'éruption : phénomène qui est toujours très grave, et la mort peut en être la suite. Le médecin est donc forcé à porter toute son attention sur l'état des viscères, de nature à compliquer la phlegmasie éruptive. On tiendra, à cet effet, le malade dans une douce température.

L'aspect livide des taches, qu'on observe dans la rougeole hémorrhagique (*rubeola negra*), ne présente rien de fâcheux, lorsque la maladie ne se produit d'ailleurs qu'avec les symptômes de la rougeole bénigne ordinaire.

Lorsque l'éruption disparaît subitement, si le malade est dans un grand état d'adynamie, s'il a de la dyspnée, s'il survient des pétéchies, si les taches rubéolées s'éteignent par délitescence, et non par métastase, le cas est toujours grave et souvent mortel.

La liberté du ventre, le cours des urines, pendant la maladie, sont d'un bon augure. La moiteur de la peau, la sueur même, une diarrhée légère à son déclin, préparent en général une bonne convalescence: ce que j'ai eu l'occasion d'observer après Tissot; c'est aussi l'opinion de MM. Cazenave et Schedel. Néanmoins M. Rayer dit avoir vu des convalescences très promptes, sans que ces évacuations eussent eu lieu : ce qui ne prouve pas leur inutilité ; il a vu aussi des diarrhées plus nuisibles qu'utiles : cela arrive sans qu'on puisse en nier les avantages dans certains cas.

Il est fort difficile, en général, de tirer des inductions absolues d'un même phénomène pathologique. Lorsqu'on l'envisage comme signe favorable ou défavorable, il faut toujours tenir compte de l'ensemble des symptômes qui se présentent et de l'état particulier du malade.

L'imminence du danger que peut offrir la rougeole, se déduit de la gravité de la maladie qui la complique, et de l'importance de l'organe qui en est le siége. Les inflammations du cerveau et de ses membranes, l'angine croupale, la bronchite pseudomembraneuse, l'extinction adynamique de l'éruption, peuvent causer promptement la mort ; mais le plus ordinairement elle a lieu du huitième au neuvième jour, à dater de l'invasion de la maladie, quelquefois beaucoup plus tard, lorsquelle est occasionnée par le développement des maladies préexistantes ou consécutives.

Traitement. — Lorsque l'irritation des voies aériennes offre peu d'intensité, et que la rougeole parcourt les périodes sans accidens, le traitement doit être simple. Le repos, la diète, une chaleur tempérée, les boissons délayantes mucilagineuses ou légèrement diaphorétiques, telles que l'infusion des fleurs pectorales ou de bourrache, l'eau gommée, données tièdes, l'inspiration d'une vapeur émolliente, quelques cuillerées d'un looch ou d'une potion adoucissante, le soin de garantir les yeux d'une vive lumière, suffisent ordinairement.

Le froid étant très contraire au développement régulier de la rougeole, les enfans devront être surveillés nuit et jour, afin qu'ils ne se découvrent pas.

Lorsqu'une maladie inflammatoire complique la rougeole,

pour peu qu'elle soit intense, on doit avoir recours aux émissions sanguines. La saignée peut être employée à toutes les époques de la maladie, lorsque les indications la réclament ; mais elle est plus généralement indiquée avant l'éruption exanthémateuse. La saignée du bras convient dans les cas où l'inflammation de la gorge ou des poumons complique la rougeole. L'application des sangsues à l'épigastre doit être préférée quand la gastro-entérite est la maladie concomitante ; on les applique à la partie antérieure du cou, lorque c'est le croup qui détermine la complication.

Chez les enfans au dessous de cinq à six ans, dont l'appareil pulmonaire est le siége d'une inflammation, les sangsues, appliquées à la partie supérieure de la poitrine, doivent être préférées à la saignée par la lancette, à moins que, dans un cas de pneumonie intense, l'oppression ou la suffocation ne mettent le malade dans un danger imminent.

Si les accidens qui réclament la saignée, ne se sont pas améliorés par l'apparition et l'écoulement des menstrues, cette circonstance ne doit pas être un obstacle à la saignée.

Les émissions sanguines, pour être suffisantes, doivent être réitérées autant que l'exige la gravité des symptômes, mais on doit éviter de les rendre trop copieuses. (*In medio salus.*) On devra surveiller les effets de l'application des sangsues, principalement chez les enfans, à cause de la quantité de sang qui peut s'écouler, comme l'expérience l'a démontré. On s'attachera également à préserver les malades de l'impression du froid, dans l'administration de tous les soins que peut réclamer l'usage des sangsues. Quoique M. Rayer recommande les émissions sanguines, et qu'il leur attribue d'excellens effets dans le traitement de la rougeole, il croit néanmoins que les saignées générales ou locales n'ont pas, sur les inflammations morbilleuses des voies aériennes, une influence aussi salutaire que dans les inflammations des mêmes organes, produites par le froid, ou par toute autre cause non spécifique.

L'usage des vomitifs est souvent indiqué dans le traitement de la rougeole ; il convient non seulement pour combattre l'embarras gastrique, mais encore pour favoriser l'éruption ; aussi peut-on l'administrer avec avantage et sans inconvénient, à moins que le tube digestif ne soit le siége d'une irritation inflammatoire. «On a vu souvent, disent MM. Cazenave et Schedel, quelques grains d'ipécacuanha faire paraître l'éruption avec plus de rapidité et de force.» Ils ne disent pas si ce moyen a été suivi de vomissemens : ce qui peut paraître douteux, si quelques grains seulement ont été administrés. La réaction produite vers la peau par les vomitifs, n'a lieu en général que lorsqu'ils produisent des vomissemens ou des nausées fatigantes : c'est une observation que j'ai faite maintes fois. J'ai employé fort souvent, principalement chez les enfans, une potion émétisée très facile à prendre, et qui m'a toujours réussi. Elle se compose de *deux onces d'eau distillée, une once de sirop de capillaire et un grain de tartre stibié*, dont on donne toutes les vingt minutes une cuillerée à café dans deux ou trois cuillerées d'eau, ou d'une tisane convenable. On peut en augmenter la dose ou la diminuer suivant l'âge des enfans. Telle que je l'ai formulée, elle convient pour les petits malades de deux à six ans. L'émétique, ainsi fractionné, produit ordinairement des vomissemens et des évacuations.

Lorsque le croup complique la rougeole, l'émétique peut être donné de cette manière ; mais il faut rapprocher ou augmenter la dose de la potion, de manière à faire promptement vomir. Ce moyen et l'application des sangsues à la partie antérieure du cou, sont les premiers et les principaux secours qu'on puisse opposer au croup.

Lorsque l'éruption ne se fait pas d'une manière franche, qu'elle pâlit ou reste stationnaire, il faut employer les diaphorétiques, par petites quantités données chaudes et réitérées.

Si l'éruption disparaît subitement, sans qu'on puisse l'attribuer au développement immédiat, ou à l'augmentation
d'une inflammation intérieure, on doit s'empresser de provoquer la sueur et le retour de l'éruption à la peau. Dans
cette vue, il faut plonger le malade dans un bain chaud simple, ou légèrement sinapisé ; administrer un bain de vapeur,
lorsqu'on est à portée de le faire ; pratiquer des frictions sur
tout le corps avec des linges chauds, et les réitérer jusqu'à
ce qu'elles aient produit le résultat qu'on en attend. Les sinapismes, les vésicatoires promenés sur les jambes, sur le
ventre, sur la poitrine, peuvent être employés avec succès,
dans le cas surtout où les premiers moyens auraient été insuffisans.

Si la disparition de l'éruption était due au développement
d'une maladie inflammatoire, il faudrait la combattre directement. On ne considèrerait les moyens précédens que
comme les auxiliaires de la médication dirigée contre l'inflammation. Les émissions sanguines forment la base de ce
traitement. L'irritation catarrhale, et les autres phénomènes
qui appartiennent à la rougeole régulière, se modèrent ordinairement après l'éruption, ou se dissipent avec elle. On
doit éviter la saignée, parce qu'elle pourrait troubler la marche de la maladie.

L'emploi des émissions sanguines est un point grave et
important. Suivant **MM.** Cazenave et Schedel, il ne faut pas
oublier qu'on doit le regarder comme une médication exceptionnelle, qui a pour but de combattre les inflammations et
les accidens sérieux qui peuvent aggraver la rougeole, et non
pas de faire avorter cet exanthème.

Si la fièvre augmente d'intensité, sans que l'éruption se
manifeste, on peut craindre le développement d'une phlegmasie intérieure. La saignée, dans ce cas, ne doit pas être

différée. Il en est de même lorsque la dyspnée a lieu avec suffocation, sans qu'il existe aucun symptôme de pneumonie, la bronchite pseudo-membraneuse pouvant alors se manifester et devenir promptement mortelle. Le tartre stibié ou l'ipécacuanha administrés à dose vomitive, sont indiqués dans cette circonstance, en même temps que la saignée. Ils agissent tout à la fois comme diaphorétiques, et comme moyen de débarrasser les voies aériennes des mucosités ou des fausses membranes, qui peuvent faire obstacle à la respiration.

Chez les enfans qui, pendant la dentition, sont atteints de la rougeole, l'éruption peut être tardive, incomplète, ou disparaître et favoriser le développement des convulsions, auxquelles les enfans sont déjà prédisposés. On doit alors employer les sangsues derrière les oreilles, mettre un vésicatoire sur la tête ou derrière le cou, faire usage de la potion émétisée dont j'ai donné la formule, ou prescrire de petites doses de calomel, avoir recours aux bains de vapeur ou aux bains sinapisés, enfin aux autres moyens que j'ai indiqués pour rappeler l'éruption.

Dans ce cas, la réapparition de l'éruption n'est pas toujours un signe favorable. «M. Rayer a vu les convulsions persister, malgré le retour de l'éruption, et les enfans succomber en quelques heures;» ce qui impose au médecin le devoir de modifier le traitement par tous les moyens rationnels, de manière à faire cesser l'état convulsif.

Lorsque les taches de la rougeole sont pâles et livides, et que d'autres symptômes adynamiques se déclarent en même temps, tels que la prostration des forces, la faiblesse du pouls, l'absence de chaleur à la peau, etc., que ces phénomènes dépendent de la constitution particulière du malade, de l'abus ou de l'usage intempestif des saignées, ou bien du caractère de la constitution épidémique, on doit avoir recours à une médication tonique. Les boissons vineuses, la décoction de quinquina ou de serpentaire de Virginie, les potions cordiales éthérées ou camphrées, les vésicatoires ambulans, sont les principaux moyens qu'il convient alors d'employer.

Les purgatifs, administrés à propos, sont d'une grande utilité dans la convalescence de la rougeole ; mais, pendant le cours de la maladie, on ne doit en faire usage qu'avec beaucoup de réserve. Ils seront par exemple indiqués dans les inflammations du cerveau, des méninges, du poumon, de la plèvre ; dans l'angine suffocante et le croup, ils agissent alors moins comme évacuans, que par leur action contre–stimulante ; on doit les employer conjointement avec les émissions sanguines : hors les cas que je viens d'indiquer, ils pourraient être nuisibles, surtout s'il existait une inflammation des voies digestives, comme cela arrive souvent dans la rougeole.

Les lotions d'eau froide, recommandées par des médecins anglais lorsque la peau est brûlante et sèche, peuvent avoir des inconvéniens qui me semblent devoir en exclure l'usage. L'état de la peau, contre lequel elles ont été jugées utiles, n'est pas un phénomène essentiellement dangereux : c'est en général un symptôme inflammatoire qui cède ordinairement aux anti–phlogistiques. Les lotions d'eau froide peuvent, dans quelques cas, faire obstacle au développement de l'éruption ou la répercuter ; les phlegmasies pulmonaires, qui compliquent souvent la rougeole, paraissent à M. Guersent un motif de n'en pas faire usage.

La convalescence de la rougeole exige toujours une grande surveillance, à cause des accidens nombreux qui peuvent être la suite de cette maladie. Dès le neuvième ou dixième jour, si une petite diarrhée ne s'est pas établie spontanément, on doit faire usage de purgatifs légers, tels que le sirop de fleurs de cerisier, la mauve, l'huile de ricin, la crême de tartre soluble, etc. Je fais alors souvent usage de ma potion émétisée.

Quelques bains de courte durée, suivis de frictions faites sur tout le corps, avec de la flanelle ou des linges chauds, en ayant soin d'éviter le refroidissement, sont indispensables. L'avantage de ces moyens est de remédier à la toux et à l'ophtalmie, lorsque déjà elles existent, ou de s'opposer à leur développement et à celui de la fièvre lente, qui peut survenir à la suite de la rougeole, lorsque la guérison n'a pas été franche et radicale.

Si, malgré ces précautions, la toux et l'ophtalmie persistent, les laxatifs peuvent encore convenir; mais on doit s'en abstenir s'il s'établit des signes de phlegmasie gastro – intestinale, tels que la diarrhée, des frissons, la chaleur et la sécheresse de la peau. Les vésicatoires ou la pommade d'Autenrieth, appliqués à la poitrine ou à la région iléo–cœcale; les sangsues posées au creux de l'estomac ou à l'anus; les boissons mucilagineuses et délayantes, les potions opiacées et adoucissantes, le lait d'ânesse, un régime sévère, sont alors les moyens les plus convenables.

Le traitement préservatif de la rougeole, dans l'état actuel de la science, consiste dans l'isolement seul. Il doit être prolongé jusqu'au vingtième jour, pour la rougeole sporadique. Quant à la rougeole épidémique, l'époque où le foyer d'infection cesse d'être contagieux, n'est pas rigoureusement déterminée. Les enfans qu'on aura éloignés afin de les préserver de la rougeole, ne doivent, pour agir prudemment, être ramenés sur le théâtre de l'épidémie que vingt à trente jours après la guérison du dernier malade.

SCARLATINE.

Febris scarlatina. — Febris anginosa. — Roseola angina erysipelatosa. — Morbilli confluente. — Fièvre rouge, etc. — Huitième genre des dermatoses d'Alibert.

La scarlatine est contagieuse de même que la rougeole ; au lieu d'être précédée, comme celle-ci, d'une fièvre qui dure trois ou quatre jours avant l'apparition de l'exanthème, l'éruption de la scarlatine paraît quelquefois plus tôt. Au bout de vingt-quatre heures, ou le second jour de l'invasion, la maladie s'annonce par de petits points rouges, auxquels succèdent bientôt de larges taches irrégulières d'une couleur framboisée. En se développant ces taches se réunissent et couvrent souvent une espace fort étendue de la surface cutanée. La scarlatine se manifeste ordinairement du troisième au septième jour, à partir du moment de la contagion.

Symptômes. — Des lassitudes, de l'abattement, un malaise général, des frissons passagers suivis de chaleur, le mal de tête, la vitesse et la plénitude du pouls, les bords de la langue rouges, sa partie moyenne couverte d'un enduit blanchâtre, une soif ardente, des nausées ou des vomissemens, la difficulté de la déglutition, quelquefois des convulsions, principalement chez les enfans, tels sont les accidens qui précèdent en général l'apparition de l'exanthème. Ces phénomènes se modèrent parfois au début de l'éruption ; le plus ordinairement ils persistent jusqu'au déclin de la maladie.

La scarlatine peut débuter à toute heure, mais son invasion a lieu principalement le soir. Dès le lendemain, quelquefois même dans la nuit qui précède, l'éruption se déclare et paraît d'abord au cou, au visage, à la poitrine, ensuite sur tout le corps, ainsi que sur les lèvres , la langue, le palais, le pharynx, la surface interne des narines et des paupières ; cette marche progressive s'opère en vingt-quatre heures. L'éruption de la scarlatine simple peut aussi se déclarer sans aucun symptôme précurseur.

Au moment où l'éruption se manifeste, la face est gonflée ; les points ou petites taches qui en signalent le début , n'ont aucune proéminence. Leur teinte est d'abord d'un rouge pâle, ensuite elles prennent une couleur plus vive ou framboisée. Dans les intervalles de ces petites taches, la peau conserve sa couleur naturelle. Le premier jour et le lendemain, les espaces restés sains se couvrent de taches rouges pointillées, d'une forme irrégulière, tandis que sur les joues, les membres et les doigts, l'exanthème devient continu. La peau, qui alors est brûlante, tendue, sèche, sensible au toucher, est en même temps le siége d'une démangeaison très vive. Sa surface, généralement unie, est rugueuse sur quelques points, particulièrement à la partie externe et postérieure des bras et des cuisses. La couleur de l'exanthème est plus vive le soir, et pendant la nuit que le matin, surtout le troisième et le quatrième jour : époque où tout le corps semble, comme l'a dit Huxan, avoir été barbouillé avec du suc de framboise ou peinte en rouge ; au moment où l'éruption est arrivée à son plus haut degré, la fièvre et les symptômes qui l'accompagnent diminuent ordinairement. Dès le lendemain, c'est à dire le cinquième ou le sixième jour de la maladie, époque qui correspond au troisième ou quatrième jour de l'éruption, le visage se dégonfle, l'exanthème commence à pâlir, et la rougeur disparaît successivement dans l'ordre où elle s'était développée ; il en est de même de la desquammation de l'épiderme, qui s'opère presque aussitôt que la rougeur a disparu, et qui, précédée du prurit, commence dès le cinquième ou le sixième jour, sur le cou, les tempes et la

poitrine. Le huitième et le neuvième jour, l'épiderme se dé-
tache des mains, des pieds, des doigts et des autres parties
de la surface cutanée, par lamelles d'une grande étendue ;
ce sont les lambeaux furfuracés produits par la desquammation du cou et de la poitrine.

La scarlatine se termine souvent par la diarrhée, une
sueur copieuse ou un sédiment abondant des urines. Quelquefois aussi la desquammation se prolonge, accompagnée
d'une démangeaison fort incommode, pendant trente à qua-
rante jours, ou bien, dans ce même espace de temps, elle
cesse et se renouvelle plusieurs fois.

Telle est la marche des symptômes de la scarlatine dans
les cas les plus simples.

La scarlatine angineuse, *scarlatina anginosa* de Willan,
est plus grave. La fièvre et les symptômes qui l'accompagnent sont beaucoup plus intenses que ceux de la scarlatine
simple. Tous les accidens qui appartiennent à l'angine peuvent se manifester, ce qui justifie la dénomination qui lui a
été donnée. Dès le commencement, le malade éprouve un
sentiment de raideur, dans les muscles du cou et de la mâ-
choire inférieure. Le second jour, la membrane muqueuse
de la bouche et du pharynx devient très rouge ; les amygdales
toujours tuméfiées, le sont quelquefois considérablement ; la
voix est rauque, la déglutition est douloureuse, difficile, parfois même impossible ; les boissons reviennent alors par le nez,
et la respiration est plus ou moins pénible. Le pouls est fréquent, sans être développé ; la chaleur de la peau est vive,
la langue est fort rouge, ses papilles sont très apparentes.
La toux, le coryza, l'éternument, et souvent une hémorragie nasale, se manifestent. Les piliers du voile du palais, les
amygdales et le pharynx se couvrent d'un mucus épais et
visqueux, ou d'une matière comme pultacée grise, jaunâtre,
blanche ou caséeuse, opaque, plus ou moins consistante. Ces
matières forment ordinairement des espèces de couches, qui

se distinguent des croûtes couenneuses par leur consistance molle et leur peu d'adhérence ; ensuite, parce qu'on peut les gratter et les enlever sans que le malade en ressente de la douleur. Ces mêmes matières se renouvellent du jour au lendemain, se propagent souvent sur les parties latérales du pharynx, sur l'œsophage, et quelquefois sur la langue. Elles sont faciles à enlever des surfaces muqueuses qu'elles recouvrent ; elles ne se détachent pas par lambeaux, comme dans l'angine couenneuse ; les parties d'où elles ont été enlevées ne présentent pas les altérations ni les pertes de substance qu'on observe dans l'angine gangréneuse.

L'éruption, qui se montre le plus ordinairement le second jour dans la scarlatine simple, ne se manifeste souvent que le troisième dans la scarlatine angineuse, et ne s'étend pas aussi constamment à toute la surface du corps. Les taches, d'une rougeur écarlate et généralement isolées, sont répandues sur toutes les parties de la surface cutanée, mais plus particulièrement aux poignets et aux régions sur lesquelles le malade se tient couché. L'exanthème disparaît dès le premier jour de son éruption, pour reparaître à une époque plus ou moins rapprochée : circonstance qui dispose la maladie à une plus longue durée, rend irrégulière et prolonge la desquammation souvent au delà du troisième septenaire, surtout dans les cas où l'exanthème a été très intense. Néanmoins cette terminaison n'a pas toujours lieu, et la desquammation peut même être nulle, lorsque l'exanthème a été léger.

Dans la scarlatine angineuse, la tuméfaction du tissu cellulaire sous-cutané est en général plus ou moins prononcée, suivant l'intensité de l'inflammation de la peau, surtout à la face et aux doigts dont elle gêne les mouvemens.

Cette variété, dont l'angine est le symptôme principal, le plus rebelle, peut être compliquée de l'inflammation des membranes muqueuses aériennes et digestives, de celle du poumon, d'accidens cérébraux, et devenir promptement mortelle. Les maladies secondaires qu'elle détermine sont plus rebelles que celles qui ont lieu à la suite de la scarlatine simple.

La scarlatine angineuse n'est pas une affection simplement accidentelle, susceptible de dépendre d'une disposition individuelle, et de n'être qu'un degré plus élevé de la scarlatine simple, comme paraissent le croire MM. Cazenave et Schedel; elle règne ordinairement, sous cette forme, d'une manière épidémique, c'est à dire qu'elle dépend plus essentiellement de la constitution atmosphérique qui lui est propre, que de la constitution épidémique qui produit la scarlatine simple. La notice suivante, qui m'a été communiquée par un de mes amis, vient à l'appui de cette opinion.

« La scarlatine angineuse doit-elle être regardée, dans toutes les circonstances, comme un effet de l'intensité de la scarlatine simple, ou doit-on la considérer comme une affection spéciale, dépendante d'un concours de causes générales propres à la produire sous cette forme, et d'une manière épidémique ?» J'adopte cette dernière opinion, et je la fonde sur les observations que j'ai eu l'occasion de faire ; voici quelques détails à ce sujet :

J'ai vu, en 1807, la scarlatine angineuse régner épidémiquement à Lucy, village situé près de Neufchâtel, dans la vallée de Bray, département de la Seine-Inférieure. La vallée de Bray, dont j'ai publié une esquisse de topographie médicale, est un pays généralement humide : disposition entretenue par la nature du sol aquatique; par le grand nombre de pommiers, qui, plantés à une distance très rapprochée, donnent de l'ombrage tout le temps de la feuillée ; des chemins étroits et enfoncés entre deux haies, restent bourbeux presque toute l'année, et ajoutent encore à l'insalubrité de l'air. Cette disposition géographique, jointe à l'usage habituel du cidre, à une nourriture abondante, et à des travaux peu actifs, contribue à faire prédominer le système lymphatique dans la constitution des habitans. De semblables conditions étant déterminées, je dois donner maintenant quelques détails sur l'état de la température avant l'invasion de la maladie.

L'année 1807 fut remarquable par une grande sécheresse en mai, juin et juillet. La chaleur fut extrême vers la fin de ce dernier mois; celui d'août fut pluvieux au commencement et très chaud vers la fin : tout à coup beaucoup d'affections cutanées se manifestèrent dans tout le canton.

Pendant le mois de septembre, la scarlatine angineuse se déclara épidémiquement à Lucy, et atteignit vingt-six individus, sur une population de deux cents habitans au plus. Parmi les malades se trouvèrent un enfant de huit mois, allaité par sa mère; quatorze enfans de un à cinq ans, trois de sept à dix ans, un de treize ans, un de dix-neuf, et une femme de vingt-deux ans, nouvellement accouchée. Trois observations, les plus remarquables par l'intérêt qu'elles présentent, serviront à faire apprécier le caractère de cette épidémie.

Scarlatine angineuse suffocante.

Première observation.—Une petite fille de trois ans, d'une santé délicate, sujette à une ophtalmie scrofuleuse (c'était la cinquième malade atteinte par l'épidémie), fut prise tout à coup de mal à la gorge et de difficulté d'avaler. Je fus appelé *quinze heures* après l'invasion de la maladie. Le visage était très rouge et gonflé, les paupières très enflammées, des taches s'étaient développées sur la poitrine et les extrémités, mais leur rougeur était bien moins vive que celle du visage; la respiration était difficile, le pouls précipité, sans développement; la chaleur de la peau un peu au dessus de son état naturel; la langue couverte d'un enduit visqueux, qui débordait sur les lèvres ; la petite malade ouvrait difficilement la bouche. Je fis appliquer douze sangsues au cou, sur la région des amygdales. Je conseillai des cataplasmes sinapisés sur les cuisses, et une potion émétisée, composée *d'un grain de tartre stibié, six onces d'eau distillée, et une once de sirop de capillaire.* On devait donner une cuillerée toutes les dix minutes, jusqu'à ce qu'il y eût des vomissemens. La potion revenait par les narines, de sorte que son ingestion fut presque nulle ; cependant il survint de la diarrhée deux heures après en avoir fait usage. *Le soir*, après vingt-deux heures de maladie, la surface cutanée ne présentait aucune tache ; le visage était moins gonflé et offrait une teinte livide. La malade était dans un état comateux ; le pouls avait une grande vitesse ; on observait moins de chaleur à la peau, mais la respiration était diaphragmatique, étouffée, stertoreuse. Je fis une saignée au bras, sans pouvoir obtenir de sang ; je conseillai huit sangsues au dessous de chaque oreille, et des cataplasmes fortement sinapisés autour du cou. Mort à une heure du matin, trente heures après l'invasion de la maladie.

Réflexions. — La petite fille qui est le sujet de cette observation, est le seul malade qui ait été victime de l'épidémie. La délicatesse de la santé et la diathèse scrofuleuse qui lui était propre, ont vraisemblablement contribué à la gravité et déterminé l'issue de la maladie.

La difficulté de respirer a dû, comme dans la strangulation, forcer le sang à se porter au cerveau ; ce qui a produit l'état comateux, et consécutivement le teint livide, l'affaissement de la face et la disposition de l'exanthème.

Scarlatine angineuse avec tuméfaction considérable au cou.

Deuxième observation. — Un enfant de huit ans, bien constitué (le sixième atteint de l'épidémie), fut pris de frissons, d'abattement, de mal de tête, d'éternument et de saignement de nez, de raideur et de tuméfaction du cou, principalement du côté gauche.

Le lendemain toute la surface du corps était rouge, brûlante et présentant de larges taches d'une couleur écarlate. La face était très gonflée et d'une rougeur vive, les yeux larmoyans, les paupières enflammées, le pouls fort et précipité, la langue rouge vers ses bords et blanche au milieu, le cou douloureux dans la région des amygdales, dont la tuméfaction était considérable ; la déglutition s'opérait difficilement. *Un grain d'émétique*, dissout dans un demi–litre d'eau édulcorée avec le sirop de guimauve, et fractionnée par huitième tous les quarts d'heures, détermina plusieurs vomissemens de matières visqueuses, mêlées de stries caséiformes. Il y eut plusieurs selles : quinze sangsues au cou, et, pour tisane , une infusion légère de coquelicot avec le sirop de guimauve.

Le troisième jour de la maladie, deuxième de l'exanthème, la tuméfaction du cou considérablement augmentée, paraissait plus dure et occupait toute la région latérale gauche. Le pouls avait un peu moins de développement. L'arrière-bouche et la langue étaient couvertes d'une matière épaisse, pultacée, présentant des stries noirâtres qui débordaient sur les lèvres. Ces matières se trouvaient en si grande quantité, que la langue en paraissait doublée d'épaisseur et que la bouche restait entr'ouverte ; on pouvait les enlever avec assez de facilité en râclant la langue avec une cuillère à café. La voix était rauque et la prononciation difficile.

Le quatrième jour, la tumeur du cou restée dure, paraît encore augmentée et empêche de tourner le cou ; la déglutition n'est cependant plus difficile. Le pouls a moins de vitesse ; la face est moins rouge et la langue moins gonflée ; les matières qui empâtent l'arrière-bouche sont un peu moins abondantes et plus caséiformes.

Le cinquième jour, les taches pâlissent, et il survient plusieurs selles liquides ; le pouls se rapproche de l'état normal.

Le sixième jour, les taches disparaissent ; la desquammation commence à se faire au cou, par lamelles irrégulières, dont la plupart ont cinq ou six lignes de surface. Le côté gauche du cou reste tuméfié, indolent et dur ; la déglutition est libre ; le malade demande à manger des pommes cuites.

Le septième jour, la desquammation s'opéra sur toutes les parties du corps ; les selles sont liquides et se multiplient huit fois en vingt-quatre heures ; la déglutition est libre, la langue naturelle.

Le huitième jour, tous les accidens ont cessé, moins la tumeur qui commence à diminuer, et la desquammation qui continue.

Le neuvième jour, le pourtour de la tumeur devient œdémateux, principalement au dessous de l'espace qu'elle occupe ; elle s'étend jusqu'à la clavicule.

Le onzième jour, la tumeur est sensiblement diminuée; l'œdème paraît augmenté ; la desquammation recommence au cou et à la poitrine.

La tumeur s'est dissipée graduellement, ainsi que l'œdème, de manière à ne plus exister le dix-huitième jour de la maladie.

La desquammation s'est renouvelée sur tout le corps, ou plutôt elle n'a pas cessé ; elle a continué à s'opérer presque avec la même intensité jusqu'à la fin du troisième septenaire, où le retour à la santé fut parfait.

Réflexions. — L'observation qui précède est principalement remarquable par le caractère de la tumeur, que la main pouvait à peine couvrir ; elle faisait une saillie de plus d'un pouce, sans proéminence plus marquée sur un point que sur l'autre. La terminaison, si long-temps attendue, est encore une chose à noter. La tumeur, peu douloureuse dès le principe, est devenue indolente le sixième jour ; elle n'occasionnait de souffrance au malade que lorsqu'il voulait tourner le cou : souffrance qui porte à croire que le tissu cellulaire sous-cutané n'était pas engorgé, mais bien les muscles sous-jacens.

La desquammation et son abondance non interrompue, pendant près de trois semaines, malgré le retour de la diar-rhée à plusieurs reprises, me paraît une chose également remarquable.

Je crois devoir faire observer que, malgré l'engorgement des amygdales et la présence d'abondantes mucosités à la gorge, la déglutition, bien que difficile et douloureuse, n'a pas été impossible ; comme chez le malade qui est le sujet de la première observation, cela s'explique par le degré différent de la tuméfaction des amygdales.

Scarlatine angineuse suivie d'hydrothorax.

Troisième observation. — Un enfant de cinq ans (le vingt-deuxième atteint de l'épidémie), blond, délicat, ayant la vue tendre, par suite de la petite vérole, bien portant d'ailleurs, fut pris, dans le jour, de mal de tête, de frissons, d'éternument et d'un léger saignement de nez. Le soir, tension des muscles du cou, abattement, lassitudes, larmoiement, rougeur des paupières, nuit agitée.

Le lendemain, mal de gorge, engorgement des amygdales, tuméfaction dans la région de la parotide du côté droit; mucosités dans l'arrière-bouche et sur la langue; difficulté d'avaler, toux; la voix est rauque, la langue est blanche, rouge sur ses bords. Le malade demande à boire : le pouls est précipité, sans développement. La peau est chaude : potion émétisée qui produit des vomissemens et des selles; infusion miellée des quatre fleurs. L'exanthème se manifeste la nuit suivante.

Le troisième jour, premier de l'éruption, toute la surface cutanée paraît plus colorée que dans l'état naturel; des taches framboisées se manifestent çà et là sur la poitrine, le dos, les bras, les jambes et les cuisses. Le visage est rouge; mais il n'offre pas la même bouffissure que chez les malades précédens. La tumeur se développe, en descendant sur le cou, avec les apparences d'une affection phlegmoneuse; la difficulté de la déglutition continue : douze sangsues à la base de la tumeur; cataplasmes de farine de graine de lin.

Le quatrième jour, l'exanthème disparaît, la tumeur du cou continue à se développer, le malade y sent des pulsations : l'état angineux ne fait pas de progrès.

Le cinquième jour, la desquammation est presque nulle, le pouls plus souple et moins développé; la peau présente une légère moiteur : sensation pulsative dans la tumeur.

Le sixième jour, délitescence subite et complète de la tumeur.

Le septième jour, la déglutition est plus facile; cependant le malade se plaint de souffrir davantage de la gorge : ce qui peut être dû à la fatigue de la toux. La langue est presque naturelle, le pouls fréquent, mais faible : désir de boire du cidre; inappétence.

Le huitième jour, deux onces de manne dans du lait, produisent cinq à six selles séreuses.

Le neuvième jour, tous les accidens primitifs de la scarlatine angineuse cessent, moins la toux qui est plus fréquente et l'oppression qui prend de l'intensité. La face est pâle, la maigreur devient sensible, l'appétit se prononce : deux petites soupes, frissons vers le soir, toux fréquente la nuit.

Le onzième jour, il y a plusieurs selles séreuses : suppression des alimens; difficulté de se tenir couché sur le côté gauche, progrès de l'amaigrissement, soif et désir de manger : décoction d'orge, où l'on a délayé deux jaunes d'œufs avec addition de deux onces de sirop de gomme; on en donne deux cuillerées tous les quarts d'heure; une pomme cuite; eau pannée, coupée avec un quart de cidre; cataplasmes sinapisés promenés sur la poitrine.

Les jours suivans la toux diminua un peu; la difficulté de respirer se manifesta; la fièvre revenait tous les soirs avec frissons. Il y avait alors soif, raideur et fréquence du pouls, chaleur et sécheresse à la peau, rougeur des pommettes.

Le côté droit de la poitrine percuté, le malade étant couché, donnait un son mat dans toute son étendue; debout, la matitée n'existait qu'à la partie inférieure du thorax, jusqu'à la hauteur de la quatrième côte. Le réveil en sursaut était fréquent; le côté droit du thorax avait acquis plus d'ampleur. Un épanchement dans la poitrine ne pouvait plus être méconnu; l'amaigrissement faisait des progrès rapides; la difficulté de respirer augmentait chaque jour. Un mois s'était écoulé depuis l'invasion de la scarlatine. La gravité de la maladie, dont j'avais prévenu les parens, me faisait craindre une mort prochaine. L'opération de l'empyème, qui aurait pu être tentée dès ce moment, me paraissait d'un succès trop incertain pour oser la proposer (1).

(1) Je débutais dans l'exercice de la médecine. Le malade appartenait à des parens ignorans, qui n'eussent pas manqué de m'attribuer la mort de leur enfant; l'événement fût devenu la nouvelle de tout le canton; mon avenir pouvait être compromis : il y a donc malheureusement des circonstances où l'inaction du médecin se trouve justifiée.

Le lendemain je fis une visite, et je croyais ne plus trouver le malade vivant : mes prévisions ne s'étaient pas réalisées. Une saillie avec fluctuation se manifestait entre la sixième et la septième côte, vers la partie moyenne : j'en fis l'ouverture, et, après avoir incisé les tégumens, il en sortit plus d'un litre de fluide légèrement trouble, d'une couleur jaunâtre, analogue à celle de l'urine; le liquide s'échappait de la cavité du thorax, par jets alternatifs, ayant lieu pendant l'inspiration et s'arrêtant pendant l'expiration. Je pansai la plaie avec une bande de toile effilée, introduite dans la poitrine, et fixée extérieurement de manière à en empêcher la chute à l'extérieur. Dès le moment où la matière épanchée fut évacuée, la difficulté de respirer, la toux, l'anxiété, la fièvre hectique; en un mot, tous les accidens occasionnés par l'épanchement diminuèrent ou cessèrent presque immédiatement. Les jours suivans il ne s'écoula que fort peu de liquide par la plaie, qui s'est cicatrisée au bout de huit jours. Après l'évacuation du liquide épanché, la direction du régime diététique dut fixer tous mes soins; il fallait réparer les forces épuisées du malade, et se tenir en garde contre les inconvéniens d'une alimentation trop copieuse ou trop irritante. Le milieu à tenir en pareil cas, exige autant de sagacité et de prudence que lorsqu'il s'agit de faire usage d'une médication active. Des frictions sèches sur tout le corps, des bains, de la manne donnée deux fois afin de purger légèrement, tels sont les moyens que je mis en usage pendant la convalescence de la maladie. L'état du malade s'améliora de jour en jour, au point que, tout au plus un mois après l'ouverture de l'abcès, la santé fut complètement rétablie.

Réflexions. — L'hydrothorax, principal phénomène de cette observation, se rattache à plusieurs considérations :

c'est là où réside tout l'intérêt qui s'attache à cette maladie. Les accidens pouvaient faire présumer un épanchement dans la poitrine; ils se firent remarquer presque immédiatement après la disparition de la tumeur. Le pus qu'elle contenait probablement, aurait-il fusé dans l'intérieur de la poitrine? Cela n'est pas impossible, et me paraît plus probable qu'une inflammation de la plèvre produite par métastase. Le pus, devenu alors cause directe d'irritation, l'exhalation du fluide séreux aurait été augmentée : ce qui expliquerait l'augmentation progressive de l'épanchement; l'aspect légèrement trouble du fluide épanché, reconnaîtrait pour cause le mélange de la matière purulente, *quoique le fluide épanché ne contînt aucune* parcelle floconneuse. Si le champ est ouvert sur ce point aux théories explicatives, il n'en est pas de même pour la tumeur survenue comme phénomène de l'hydrothorax. C'est un fait incontestable, d'autant plus curieux, qu'il démontre la possibilité de la guérison spontanée de l'hydropisie; car il est certain, à moins que le malade n'eût tout à coup succombé, que la tumeur eût abcédé sans le secours de l'art.

La texture dense de la plèvre a été long-temps regardée comme un obstacle à un tel résultat; mais aujourd'hui cette opinion ne peut plus être raisonnablement soutenue. On a publié, dans les Mémoires de la Société médicale d'émulation (année 1821), une observation sur un épanchement sanguin dans la poitrine, survenu consécutivement, et dû au déchirement de la plèvre de dehors en dedans. Dans le fait que je présente aujourd'hui, le déchirement a eu lieu de dedans en dehors. L'opération de l'empyème fut pratiquée avec succès dans le premier cas, qui offre plusieurs phénomènes destinés à éclairer le diagnostic des épanchemens formés dans la poitrine. La scarlatine angineuse peut être compliquée de pneumonie, de gastro-entérite, ou d'affections cérébrales. Alors elle devient mortelle, moins par les accidens qui lui sont propres , que par la nature et la gravité de la maladie concomitante.

La scarlatine maligne (*scarlatina maligna* , Willan ,) se présente avec des caractères encore plus effrayans que ceux de la scarlatine angineuse : caractères qui ont été bien exposés par M. Rayer, et que j'ai reproduits d'après lui. « Elle débute , dit cet auteur, comme la scarlatine angineuse ; et, dans l'espace de deux à trois jours , elle est caractérisée par des symptômes d'une extrême gravité. Souvent aussi elle s'annonce par une douleur fixe dans quelques parties du corps. Le phénomène observé par Dehaen était du plus mauvais augure , dans la constitution épidémique de 1777 à 1778 , décrite par Meza. A un frisson profond (*horror*), succède une fièvre ardente ; soif inextinguible , céphalalgie, pouls fréquent et véhément, ardeur à la gorge, vomissemens et diarrhée , coma ou délire. Trois ou quatre jours après , éruption de taches plus élevées que dans la scarlatine bénigne ; parfois urines sanguinolentes.

» L'apparition de l'exanthème est tardive, sa teinte est faible et livide ; il est quelquefois parsemé de pétéchies ; sa durée est incertaine ; il peut apparaître et disparaître à plusieurs reprises ; le pouls est petit et irrégulier ; les dents et la langue sont couvertes de croûtes noires et brunes ; les yeux sont mouillés et fortement injectés ; un écoulement fétide a quelquefois lieu par les fosses nasales. Les joues sont d'un rouge cramoisi ; il y a en même temps délire , surdité , chez les adultes ; coma, agitation chez les enfans ; haleine fétide , respiration bruyante et laborieuse , occasionnée par des mucosités épaisses et visqueuses déposées dans le pharynx ; déglutition difficile ou impossible ; contriction des mâchoires ; exsudation noirâtre à la surface des amygdales et des parties voisines.

»Un coma continuel, la difficulté extrême de la respiration, une diarrhée abondante, la formation de nombreuses pétéchies, annoncent une mort prochaine. Elle a lieu quelquefois soudainement, dès le deuxième, troisième ou quatrième jour.

» Le petit nombre de malades qui survivent à ces premiers accidens, ont encore à redouter les suites de l'inflammation des voies aériennes et des organes digestifs. Les phénomènes inflammatoires persistent après la guérison de l'exanthème. Des escarres gangréneuses se forment souvent aux trochanters et au sacrum ; elles sont suivies de larges ulcérations, dont la guérison difficile prolonge encore la convalescence. Lorsqu'elles sont jointes à des inflammations intestinales chroniques, ces ulcérations sont toujours graves, et quelquefois mortelles. »

La scarlatine sans exanthème (*scarlatina sine exanthemâ*), telle que l'ont observée Fothergill et Huxam, est caractérisée par un mal de gorge très intense, sans éruption apparente. Il y a une démangeaison à la peau, suivie d'une desquammation plus ou moins considérable.

L'angine couenneuse du pharynx et des fosses nasales postérieures (*morbus strangulatorius*) (nom qui a été appliqué au croup dans le siècle dernier), peut compliquer la scarlatine angineuse et maligne, ajouter à la gravité de la maladie par l'obstacle qu'elle apporte à la respiration : ce qui va souvent jusqu'à produire la strangulation et l'asphyxie.

Selon MM. Cazenave et Schedel, « la plupart des épidémies d'angines gangréneuses, décrites par Fothergill, Huxam, etc., n'étaient probablement pas autre chose. Sans rejeter directement la possibilité de la complication d'une angine gangréneuse, il est raisonnable de penser qu'avant les travaux de Batemane, on a désigné ainsi beaucoup de diphthérites. »

«C'est à l'angine couenneuse pharyngienne et laryngo-trachéale, dit M. Guersent, au mot Angine gangréneuse, dans un excellent article du Dictionnaire de médecine, qu'il faut rapporter l'histoire des maux de gorge gangréneux de Chomel, d'Astruc, de Marteau, et l'angine maligne de Vicq-d'Azir... Le danger de cette maladie est dû à la concrétion membraneuse qui se propage du pharynx aux voies aériennes : ce qu'on appelle alors angine gangréneuse, se complique avec le croup... Il est impossible que, quand on lit sans prévention les descriptions des auteurs qui passaient pour avoir parlé de l'angine dite gangréneuse, de n'y pas retrouver la plupart des caractères du croup... Quant à moi, je puis affirmer que, sur les cinq sixièmes des sujets affectés de croup sporadique, et dont j'ai eu occasion de faire l'ouverture, j'ai trouvé la fausse membrane dans la trachée. J'ai constamment observé, pendant le cours de la maladie, quelques plaques couenneuses sur une partie déterminée du pharynx. Il résulte de ces faits, que l'angine maligne et le croup sont presque toujours réunis dans toutes les maladies graves, soit épidémiques, soit sporadiques. » Ces opinions étant passées en principe, il n'est donc pas impossible que le croup puisse compliquer la scarlatine angineuse et maligne. La question à résoudre consiste seulement à savoir si la chose est arrivée souvent, et quelles circonstances peuvent déterminer cette complication rare, d'après MM. Biett, Rayer, etc.; mais ce qui est bien établi, et ce qu'il importe de ne pas perdre de vue pour le diagnostic de la scarlatine angineuse, c'est que les angines dites crémeuses, caséiformes, pultacées, couenneuses ou pseudo-membraneuses, n'affectent pas la texture de la membrane muqueuse; que ces matières, produites par exsudation, sont simplement superposées à la surface de cette même membrane, au lieu d'en altérer le tissu, comme cela arrive dans les maux de gorge aphtheux et gangréneux.

D'autres maladies cutanées peuvent compliquer la scarlatine, et c'est ordinairement du quatrième au cinquième jour de l'éruption que s'établit cette complication : le plus souvent c'est par une affection miliaire, espèce de *sudamina* (*scarlatina milifares*, de Franck), caractérisé par de petites vésicules qui occupent le cuir chevelu, les tempes, le cou, les aisselles, la poitrine, etc., et qui contiennent un fluide transparent, promptement absorbé, et s'épanchant sur la peau après le déchirement de l'épiderme. La rougeole, l'érysipèle et les inflammations pustuleuses, peuvent aussi compliquer la scarlatine; mais cela arrive rarement.

La convalescence prompte et complète de la scarlatine est fort rare; plusieurs affections secondaires peuvent la prolonger : telles sont principalement la bronchite, l'ophtalmie, l'otite accompagnée de surdité, des engorgemens glanduleux, des abcès des amygdales, des épanchemens séreux dans les cavités splanchniques, l'œdème aigu, partiel ou général : on a remarqué que cette dernière affection était presque toujours produite par l'impression du froid et de l'humidité; mais ces causes n'agissent qu'en raison d'une prédisposition qu'on doit rapporter à la scarlatine, et plus directement encore, suivant moi, à l'exanthème, qui caractérise cette phlegmasie. Cette dernière, par sa nature, atteint le tissu cellulaire sous-cutané, et le modifie de manière à altérer la circulation exhalative et absorbante. L'œdème commence par les paupières, s'étend à toute la face, gagne ensuite les extrémités inférieures, et finit quelquefois par occuper tout le corps, ce qui constitue l'anasarque.

Cette affection, qui s'annonce par la tristesse, l'abattement, l'insomnie, la chaleur de la peau, la rareté et l'état sédimenteux des urines, se termine ordinairement du sixième au douzième jour. Elle peut devenir dangereuse et promptement mortelle par un épanchement rapide dans une ou plusieurs cavités.

L'observation anatomique a constaté, chez les sujets morts de la scarlatine, que l'injection du cerveau était le phénomène qui s'offrait le plus généralement. La membrane muqueuse des fosses nasales, du pharynx, de la trachée-artère et des bronches, est ordinairement rouge ou livide ; une matière pultacée grisâtre, plus ou moins abondante, en couvre souvent la surface ; les poumons sont quelquefois engorgés de sang ; la membrane muqueuse, gastro-intestinale, offre aussi parfois des traces d'inflammation et de petites eschymoses. M. Rayer a trouvé de la rougeur, et parfois un dépôt de pus, dans les amygdales et le tissu cellulaire sous-muqueux de la partie supérieure du larynx.

Des causes de la scarlatine. — Cet exanthème est dû à un principe contagieux dont la nature est inconnue ; mais qui, développé dans certaines localités et dans certaines saisons, ne peut être attribué, comme toutes les émanations délétères, qu'à la réunion des circonstances propres à infecter l'air atmosphérique. En conséquence, la scarlatine règne presque toujours d'une manière épidémique ; ainsi qu'on l'observe ordinairement dans l'automne, lorsqu'après des pluies abondantes il survient immédiatement de grandes chaleurs. Cela a lieu surtout dans les vallées et les lieux entourés de bois, où la circulation de l'air se trouve interceptée.

La scarlatine est contagieuse, mais à un moindre degré que la rougeole ; elle est susceptible d'être inoculée : toutefois on n'a pas déterminé d'une manière précise, les conditions qui peuvent assurer la réussite de cette opération. En effet, des médecins l'ont tentée inutilement ; tandis que d'autres, parmi lesquels on cite Stoll et Franck, l'auraient pratiquée avec succès. La desquammation de la scarlatine paraît être l'époque où la contagion, d'un individu à l'autre, est plus facile ; mais l'action du principe contagieux, répandu dans l'atmosphère, semble avoir plus d'intensité dans la première moitié de la durée de l'épidémie. Les enfans, les adolescens et les femmes, sont particulièrement exposés à cette affection. La première année de l'enfance et l'âge adulte offrent moins de prise à la maladie. La disposition à contracter la contagion, n'est pas la même pour tous les individus, toutes choses étant égales ; mais on ignore à quoi tient le plus ou le moins d'aptitude à cet égard.

On est rarement atteint de la scarlatine deux fois dans la vie ; sur deux mille individus, Willan n'a vu aucun exemple de récidive. M. Rayer cite celui d'un jeune homme, qu'il avait soigné de la scarlatine plusieurs années avant, et qui en fut atteint de nouveau, encore convalescent d'une pneumonie, dans laquelle on avait pratiqué d'abondantes saignées.

Du diagnostic. — L'invasion de l'éruption qui, dans la scarlatine, a lieu au bout de vingt-quatre heures et souvent plus tôt; l'étendue plus large de ses plaques, leur teinte framboisée, et la phlegmasie de l'arrière-bouche, toujours très intense dans cette affection, la feront distinguer facilement de la rougeole. Celle-ci, plus tardive à paraître, présente des taches moins larges, d'une proéminence sensible au toucher, d'une forme déterminée (*semi-lunaire*), d'une couleur moins foncée ; enfin l'irritation de la gorge est toujours moins développée.

La roséole, compliquée d'angine, marche plus rapidement que la scarlatine, et d'une manière plus irrégulière; ses taches ne sont jamais aussi larges, et leur teinte n'est pas framboisée, comme dans cette dernière affection.

La suette miliaire se distingue de la scarlatine compliquée de vésicules, par l'éruption, qui est distribuée sur toute la surface du corps dans la première affection; tandis que, dans la seconde, elle est peu nombreuse et n'occupe que quelques régions.

Suivant Stoll, Johnston, etc., il existerait des scarlatines *sans éruption :* opinion qui ne doit pas être adoptée sans réflexion. Il est bien vrai que, dans quelques épidémies, on a vu des cas où les symptômes généraux de la scarlatine n'étaient suivis d'aucun exanthème ; et d'autres où l'éruption se manifestait sans les symptômes généraux ; or, ce sont deux affections distinctes, et on peut demander, à ce sujet, si elles sont ou ne sont pas dues à la même cause spécifique : la question n'est pas encore résolue.

L'exanthème qui survient, sans être précédé de symptômes généraux, étant le phénomène essentiel ou pathognomonique de la scarlatine, doit être regardé comme une modification de la même maladie. Il n'en est pas de même de la prétendue scarlatine sans éruption. Les angines pultacées et crémeuses qu'on rencontre dans les épidémies de scarlatine sans éruption et que M. Bretonneau a désignées sous le nom de diphthé-rites, se distinguent de la scarlatine angineuse et maligne, 1° par l'absence de l'exanthème et le caractère de l'inflam-mation ; 2° par la marche de la maladie, essentiellement différente, ainsi que l'a parfaitement établi M. Bretonneau.

Le début de la scarlatine maligne s'annonce par un trou-ble extrême de la circulation, analogue à celui que produit la piqûre de la vipère ; il y a difficulté de respirer, souvent des vomissemens et des selles simultanées : l'innervation, portée à un haut degré d'intensité, présage toujours une terminaison funeste.

Le début de la diphthérite n'est accompagné que d'un mouvement fébrile léger, qui ne tarde pas à se dissiper.

Chaque période de la scarlatine a une durée déterminée, tandis que les progrès de la diphthérite n'ont pas de terme fixe.

La scarlatine qui a une marche très aiguë, ne dépasse pas un septenaire : c'est ce qui constitue alors son état ; et pen-dant cette courte durée, la mort peut survenir du premier au dernier jour.

La diphthérite, au contraire, tend à devenir chronique, a moins que la mort ne soit amenée par l'oblitération pré-coce des voies aériennes.

L'inflammation scarlatineuse envahit, presque simultanément, tous les points de la surface muqueuse qu'elle doit affecter.

L'inflammation diphthéritique est plus essentiellement locale ; elle s'établit d'abord sur un point, d'où elle s'étend graduellement aux surfaces qu'elle doit occuper ; elle a une grande disposition à se porter dans les conduits aérifères, tandis que l'inflammation scarlatineuse n'a pas la même tendance.

La mort produite par la scarlatine, surtout pendant le premier septenaire, ne laisse ordinairement aucune lésion anatomique remarquable dans les parties qui ont été le siége de l'inflammation.

La mort occasionnée par la diphthérite, n'a lieu au contraire que lorsque les couches membraniformes, qui tapissent les voies aériennes, s'accumulent ou se décollent de manière à produire l'asphyxie.

Le traitement local qui, dans la scarlatine, modifie l'inflammation de la gorge, n'abrège pas la durée de la maladie et n'en diminue pas le danger. Les malades demeurent exposés à tous les accidens fâcheux qui peuvent survenir à la suite de cet exanthème : au contraire, lorsque le traitement local dissipe l'inflammation diphthéritique, la santé se rétablit aussitôt ; de sorte que, dans la scarlatine, l'état morbide général est indépendant de l'inflammation locale des tonsilles ; tandis que, dans la diphthérite, l'inflammation de la gorge venant à cesser, il ne reste plus aucune trace de la maladie.

Pronostic. — La scarlatine est en général sans danger lorsqu'elle est simple, et que le malade, bien constitué, n'est pas en convalescence d'une affection précédente, aiguë ou chronique ; cependant elle peut devenir dangereuse par la disparition intempestive de l'exanthème, après une médication irritante, l'impression du froid, ou toute autre cause.

La scarlatine est ordinairement grave chez les femmes enceintes, et surtout chez celles qui sont nouvellement accouchées. Lorsque cet exanthème se manifeste avec les accidens propres à l'angine, ou avec les caractères de la malignité, elle est toujours plus dangereuse; le pronostic qu'on doit porter peut devenir d'autant plus fâcheux, que les maladies qui l'accompagnent présentent plus de gravité. L'hémorragie nasale, et le flux menstruel qui surviennent au moment de l'éruption, sont ordinairement d'un bon augure.

Traitement. — Lorsque la scarlatine est simple, elle n'exige pas d'autre médication que celle qui convient à la rougeole; c'est à dire qu'on doit se borner à des boissons adoucissantes, mucilagineuses fraîches, telles que les infusions de fleurs de violette, d'althéa, de coquelicot ou autres analogues, agréablement acidulées avec les sirops de limon, de groseille, de vinaigre ou tout autre acide. On doit recommander la diète, des pédiluves, et favoriser le développement régulier de l'exanthème en tenant les malades dans une température douce et uniforme. Si la chaleur de la peau était considérable, le pouls développé, le malade jeune et fortement constitué, la saignée du bras serait indiquée.

Dans la scarlatine angineuse les soins doivent être plus actifs. Les potions et les gargarismes adoucissans, les émissions sanguines, au moyen des sangsues à la partie antérieure du cou ou à l'épigastre, les saignées du bras ou du pied, les cataplasmes émolliens disposés en cravate, les pédiluves sinapisés, ou des sinapismes mitigés par la farine de graine de lin, appliqués sur les coudes-pieds, sont des moyens généralement utiles. Lorsque, malgré leur usage, la maladie ne s'améliore pas, et que la chaleur de la peau est considérable, l'application d'un vésicatoire à la nuque, des compresses ou des éponges imbibées d'eau froide vinaigrée, appliquées à l'épigastre, et sur toutes les parties du corps où la chaleur est intense, produisent ordinairement de bons effets.

L'usage extérieur de l'eau froide, dans le traitement de la scarlatine, est très fréquent parmi les médecins anglais. Le malade étant mis à nu, dans une baignoire ou un baquet, on lui fait des lotions sur tout le corps et des aspersions froides sur la tête; ensuite on l'essuie bien et on le remet au lit. Lorsque la sensation du froid vient à se prolonger, on lui fait prendre un peu d'eau sucrée chaude avec du vin. Peu de temps après tous les accidens se modèrent, la fréquence du pouls et la chaleur de la peau diminuent; la soif est moins vive, et au calme qui survient, et qui permet souvent le sommeil, succède une transpiration toujours salutaire.

« Nous ne possédons, dit Batteman, aucun agent, je n'en excepte pas même la saignée, qui agisse sur les fonctions de l'économie animale *avec autant d'efficacité, de sûreté et de promptitude*, que l'application de l'eau froide sur la peau pendant la plus forte chaleur de la scarlatine. J'ai eu, dans un assez grand nombre de cas, la satisfaction de voir s'améliorer sur le champ les symptômes, et un changement subit s'opérer dans la physionomie du malade, à l'aide des lotions froides sur la peau. »

Les médecins français ne sont pas dans l'usage d'employer l'eau froide à l'extérieur, dans le traitement de la scarlatine ni des autres phlegmasies cutanées. Biett en a fait usage deux fois sans succès, mais aussi sans inconvéniens : ce qui n'exclut pas son inefficacité; car l'insuccès, dans cette circonstance, tient peut-être à ce que les affusions froides n'ont été ni assez étendues, ni continuées assez long-temps.

Les avantages de cette méthode, déjà confirmée par l'expérience, me paraissent incontestables, et sa manière d'agir peut, à mon avis, s'expliquer de la manière suivante. Dans les inflammations exanthémateuses, la chaleur de la peau dépend de l'engorgement des vaisseaux capillaires sanguins; l'eau froide produit une réaction qui favorise la circulation , opère le dégorgement de ces vaisseaux et rétablit la perspiration cutanée : phénomène auquel est due l'amélioration, qui suit presqu'immédiatement les applications d'eau froide.

Les purgatifs ont été recommandés comme moyen principal, dans le traitement de la scarlatine, par plusieurs médecins anglais, principalement par Willan. Celui-ci employait habituellement le calomel, et une autre poudre antimoniale, à dose égale, dont il faisait prendre de quatre à six grains à la fois. Les purgatifs sont surtout indiqués conjointement avec les saignées, lorsqu'il existe des symptômes de congestions cérébrales ou pulmonaires.

Les vomitifs ont été conseillés dès le début de la maladie ; mais ils ne sont positivement indiqués que contre l'embarras gastrique, lorsqu'il existe des matières visqueuses ou couenneuses qui obstruent le pharynx.

Lorsque l'exanthème a disparu par une cause quelconque, ou qu'il paraît et disparaît alternativement, qu'on se propose de le rappeler ou de le fixer à la peau , on doit s'attacher à éloigner ou à détruire les causes qui s'opposent à son développement régulier. On agit à la surface cutanée, comme dans la rougeole, par les bains, les frictions, les rubéfians et les vésicatoires, en même temps qu'on fait prendre intérieurement quelques boissons diaphorétiques.

La *scarlatine maligne* (ataxico-adynamique) exige les plus prompts secours, et le discernement le plus judicieux dans le choix et l'application des moyens.

Les vomitifs peuvent être administrés sans inconvéniens dès le début de la maladie, afin d'expulser les mucosités sanieuses accumulées à la gorge. Les décoctions de quinquina et de contrayerva, acidulées avec le vinaigre, le suc de citron, l'oxymèle, l'acide muriatique, l'alun, ou rendues sti-

mulantes à l'aide du chlorure de chaux , de l'alcool, et
administrées en fumigations, lotions, ou gargarismes ; les
vésicatoires promenés sur les extrémités inférieures, les
sinapismes autour du cou, les purgatifs, et principalement
le calomel, à la dose de huit à dix grains, sont les moyens le
plus généralement recommandés. Les lotions, les gargarismes ou les fumigations, dont il vient d'être parlé, se trouvent
encore indiqués dans les angines pultacées et couenneuses ;
en même temps, les plaques diphthéritiques doivent être
touchées, soit avec le nitrate d'argent, soit avec l'acide hy-
dro-chlorique ou avec le suc de citron, comme le pratique
Biett.

Les médecins anglais, les plus partisans des lotions et des
affusions d'eau froide, affirment qu'elles ne sont pas avan-
tageuses dans la scarlatine maligne : ce qui ne me paraît pas
jugé définitivement. Ce moyen, sans doute, ne doit pas produire le même effet comme dans la congestion sanguine de
la peau ; mais il peut, néanmoins, faire partie du système
de médication qui vient d'être proposé, pour opérer une
réaction générale. On ne doit pas être arrêté par l'objection
qui a été faite sur l'emploi de ce moyen, auquel on a attribué
le développement de l'anasarque : on s'est fondé, à cet égard,
sur ce que l'impression de l'air froid, pendant la convalescence de la scarlatine, pouvait occasionner ce phénomène.
« Ce raisonnement n'est pas juste, disent, avec beaucoup de
raison, MM. Cazenave et Schedel ; car l'influence du froid,
dans la période inflammatoire de la scarlatine, ne doit pas
produire le même effet que dans la convalescence. » J'oserai
dire de plus, que les aspersions d'eau froide agissent en ra-
nimant la circulation cutanée, et qu'elles seraient plutôt un
obstacle au développement de l'anasarque que la cause de
cet accident.

La saignée générale, recommandée dans la scarlatine,
lorsque la maladie prend un caractère grave, particulière-

ment chez les sujets pléthoriques, jeunes et vigoureux, doit toujours être pratiquée dès le principe, dans la scarlatine maligne; il n'y a, pour ainsi dire, qu'un moment, *apto tempore*, où elle peut être pratiquée avec succès : c'est avant qu'une congestion sanguine se soit formée dans un des principaux organes de la vie.

La *convalescence* de la scarlatine exige toujours beaucoup de soins. Le malade doit éviter l'impression de l'air froid et humide, et les écarts du régime. M. Rayer recommande de ne pas laisser sortir les malades de leur appartement, et de ne les renvoyer des hôpitaux qu'après le trentième jour. La liberté du ventre doit être entretenue par de légers laxatifs, lorsqu'il n'y a pas d'indications contraires. La diète, le repos, les bains de vapeur, les boissons diaphorétiques, conviennent contre l'anasarque. Les sangsues à l'épigastre ou à l'anus, sont indiquées lorsque le malade a de la fièvre et de la diarrhée.

Les préparations de la belladone, sa teinture principalement, se donnent à la dose de six grains par jour, pour les enfans de huit à dix ans ; on la diminue ou on l'augmente en raison de l'âge, de deux à vingt gouttes, pendant dix à douze jours. Cette modification est regardée comme un préservatif assuré de la scarlatine.

Le calomélas uni au soufre doré d'antimoine, parties égales, à la dose d'un seizième ou d'un huitième de grain, et mêlé à un peu de sucre et de magnésie, pour les enfans de deux à quatre ans, a été recommandé par un médecin allemand, Thomassen, à Thuessing, comme un préservatif également certain. Le premier moyen étant plus facile à administrer, et son efficacité étant mieux établie, on doit lui donner la préférence.

IMPRIMERIE D'ÉDOUARD PROUX, RUE NEUVE-DES-BONS-ENFANS, 3.

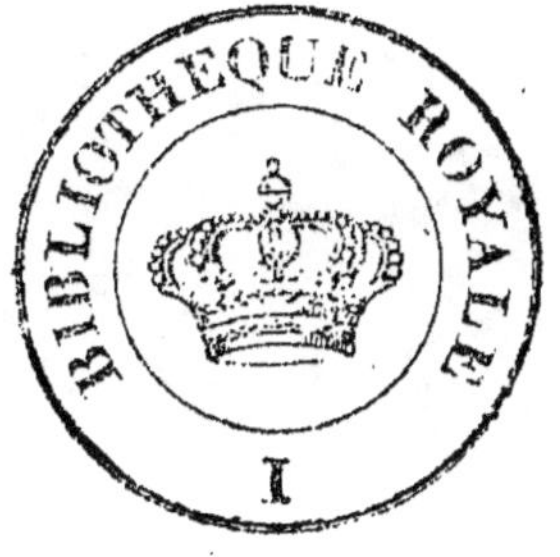